TRAITEMENT

DES

ULCÈRES INFECTIEUX

DE LA CORNÉE

PAR

AUGUSTIN LARDY

DOCTEUR EN MÉDECINE

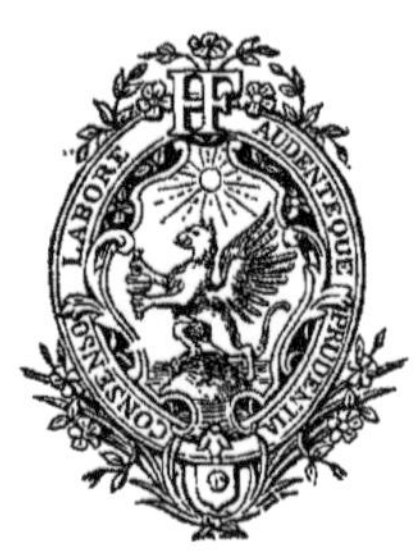

MONTPELLIER

IMPRIMERIE CENTRALE DU MIDI

(HAMELIN FRÈRES)

—

1889

TRAITEMENT

DES

ULCÈRES INFECTIEUX

DE LA CORNÉE

PAR

AUGUSTIN LARDY

DOCTEUR EN MÉDECINE

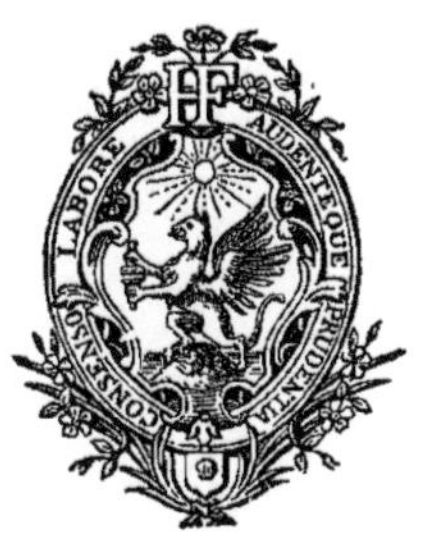

MONTPELLIER

IMPRIMERIE CENTRALE DU MIDI

(HAMELIN FRÈRES)

—

1889

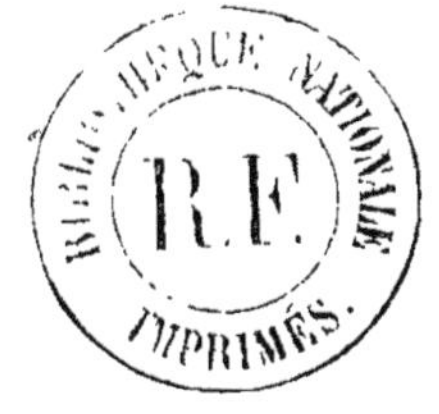

A MON PRÉSIDENT DE THESE

MONSIEUR LE PROFESSEUR JAUMES

A M. LE PROFESSEUR AGRÉGÉ TRUC

A MON EXCELLENT AMI

LE DOCTEUR FLAMENT

A. LARDY.

INTRODUCTION

Dès le début de notre séjour à la Faculté de Montpellier, en fréquentant la clinique ophtalmologique, dirigée par M. le professeur agrégé Truc, nous avons pu juger de la portée considérable de l'enseignement spécial de l'oculistique et apprécier tout l'intérêt pratique de ces longues séances de consultation pendant lesquelles un grand nombre de malades présentent aux assistants les types les plus variés des affections oculaires.

Parmi les nombreuses lésions que nous avons observées, nous avons été frappé de la fréquence relative des ulcères infectieux de la cornée et des résultats excellents que l'on obtenait par la thérapeutique antiseptique en général et le fer rouge en particulier.

Les ulcères les plus graves, avec ou sans hypopyon, récents ou anciens, étaient modifiés par ce traitement, transformés en quelques jours et rapidement guéris.

Les résultats obtenus dans dix-huit cas ont été constamment favorables.

Ces considérations générales et l'observation personnelle d'un certain nombre de faits inédits nous ont porté à choisir le traitement des ulcères infectieux pour sujet de notre thèse inaugurale.

Nous ferons donc ici une étude clinique et thérapeutique des ulcères infectieux. Toutefois, les notions pathogéniques récemment acquises devant inflencer notablement la thérapeutique et en expliquer les effets, nous étudierons avec quelques détails la nature de ces lésions.

DIVISION

Dans un premier chapitre, nous exposerons les considérations cliniques relatives aux ulcères infectieux.

Dans un second, nous envisagerons la nature.

Dans un troisième, nous étudierons le traitement médical et chirurgical, en insistant sur les indications du fer rouge, de la paracentèse simple et de la paracentèse transulcéreuse (Sœmisch). — Nous consacrerons un paragraphe particulier aux indications du fer rouge et du Sœmisch.

Enfin, dans un quatrième et dernier chapitre, viendront quelques considérations opératoires, nos observations inédites et les conclusions.

Que M. le professeur agrégé Truc nous permette en cette occasion de le remercier bien vivement des conseils éminemment pratiques qu'il n'a cessé de nous prodiguer, sans épargner jamais ni son temps ni sa peine.

Nous prions M. le professeur Jaumes, qui nous a fait l'honneur d'accepter la présidence de notre thèse, de vouloir bien agréer l'expression de notre profonde gratitude.

TRAITEMENT

DES

ULCÈRES INFECTIEUX

DE LA CORNÉE

CHAPITRE PREMIER

CONSIDÉRATIONS CLINIQUES SUR LES ULCÈRES INFECTIEUX

a) *Description*. — Nous nommons *infectieux* ces ulcères, pour les distinguer des ulcérations superficielles si fréquentes chez les scrofuleux, les granuleux, les malades atteints d'entropion et de trichiasis. Il est pourtant fort probable que l'élément microbien n'est pas étranger à la pathogénie de ces lésions. Nous n'en voulons pour preuve que la relation fréquente des affections oculaires et nasales chez les scrofuleux, les granuleux, etc., et la présence constante dans les replis conjonctivaux et les voies lacrymales de diverses bactéries.

Quoi qu'il en soit, au point de vue clinique nous devons les différencier, ces ulcérations ne présentant pas les mêmes caractères, la même gravité et ne nécessitant pas un traitement spécial. La suppression de la cause, l'antisepsie, aidée du traitement de l'état général, suffisent pour les guérir. Les ulcères qui nous occupent étant infectieux par excellence, nous leur conserverons ce qualificatif pour les distinguer des autres.

Les ulcères infectieux peuvent différer par l'aspect et la forme, le siége et l'étendue. Leur fond est gris, grisâtre et quelquefois jaunâtre. Il est toujours sans transparence et présente d'ordinaire un aspect pulpeux.

Ils peuvent occuper tous les points de l'aire cornéenne ; mais on conçoit facilement que le pronostic en est plus grave quand ils siégent au niveau du champ pupillaire. Ils peuvent être très-limités en étendue, et alors envahir le tissu cornéen surtout, suivant sa profondeur, ou bien étendus en surface et présentant des bords déchiquetés (*ulcus serpens*, serpigineux ; de *serpere*, ramper). On les nomme aussi *ulcères à hypopyon.*

L'ulcère infectieux abandonné à lui-même aboutit presque fatalement à l'hypopyon. Cette complication est si fréquente que bon nombre d'auteurs, ceux surtout qui écrivaient avant qu'on eût connaissance des éléments microbiens pathogènes, ont décrit les ulcères infectieux sous le nom d'*ulcère à hypopyon.*

Cette collection purulente qui s'amasse dans la partie la plus déclive de la chambre antérieure varie par ses signes objectifs et sa nature, en quantité et par sa densité. Ces différences tiennent tantôt à la gravité de la lésion cornéenne, tantôt sont relatives à la période où on les observe. L'hypopyon peut consister en un liquide presque séreux, séro-purulent ou franchement purulent. De là ses différences de consistance et de mobilité.

Le pus peut être tellement épais, que parfois, dans l'opération de Sœmisch, il faut le rêtirer avec des pinces comme de fausses membranes. Il peut être réduit à une simple ligne courbe ou bien présenter la forme d'un croissant de plusieurs millimètres de hauteur.

Dans les cas plus graves, la collection purulente peut occuper la moitié inférieure de la chambre antérieure, faisant courir à l'iris, qu'elle baigne, les plus grands dangers. Cette membrane perd alors ses couleurs chatoyantes, devient terne et vient, par son inflammation, augmenter la gravité du mal.

Quant à la formation de cet hypopyon, voici les conclusions de Verdese (1), de Gênes : « Il résulte, d'une manière positive, que la cornée contribue directement à la formation de l'hypopyon, moyennant une perforation de la lame de Descemet qui a lieu avant même que le processus ulcéreux primitif perfore toutes les couches cornéennes. »

La résistance de la limitante postérieure avait fait jusqu'ici rejeter cette explication par la plupart des ophtalmologistes.

En ce qui concerne la physiologie pathologique, ces ulcères infectieux éveillent d'ordinaire les plus vives douleurs. Ces douleurs sont périorbitaires ; la photophobie est intense. Ils évoluent en s'entourant de riches réseaux vasculaires venus de la conjonctive et de la sclérotique. Ces vaisseaux constituent souvent une chémosis énorme, étreignant comme dans un cercle la cornée, qui paraît alors enfoncée, et lui coupant les vivres, s'il m'est permis d'employer cette expression.

Les ulcères infectieux de la cornée sont des lésions graves et ont, à juste titre, appelé l'attention des chirurgiens.

Alors même qu'ils n'ont que peu de profondeur et d'étendue, il faut bien savoir que leur marche destructive est continue, qu'elle ne s'arrête guère spontanément, quoique procédant quelquefois avec une certaine lenteur, témoin l'observation de Gayet citée dans notre historique.

Le malade dont il est question était porteur d'un ulcère infectieux depuis cinq ou six mois et avait séjourné dans plusieurs hôpitaux sans qu'on eût pu l'en débarrasser.

S'il n'est pas arrêté dans son évolution, le processus infectieux aboutira fatalement à la perforation de la cornée et trop souvent à la fonte

(1) Verdese, *Contrib. à l'étude de l'ulcus serpens* (*Arch. d'opht.*, 1887, p. 539).

de l'œil. D'autre part, si par une intervention rapide et efficace on arrive à enrayer la marche envahissante de l'ulcère, on sauvera l'œil ; mais ce sera au prix d'une diminution fonctionnelle proportionnée à la gravité et dépendant surtout du siége du mal : je veux parler de l'opacité, du leucome plus ou moins épais, consécutifs à la réparation de la perte de substance. Quelle que soit l'étendue de l'ulcère infectieux, sa marche et son traitement, sa profondeur est toujours suffisante pour qu'après sa guérison on puisse trouver la trace de son existence. Il y a leucome de même qu'il y a cicatrice dans les lésions cutanées chaque fois que le derme aura été détruit.

Dans les ulcérations superficielles où la perte de substance n'a lieu qu'aux dépens de l'épithélium stratifié qui tapisse la limitante antérieure, l'opacité manque d'ordinaire. Mais, dans les ulcères graves qui nous occupent, la membrane de Bowman est atteinte, se sphacèle, et bien souvent le mal s'enfonce et envahit plus ou moins profondément les lames du parenchyme cornéen.

Ce leucome sera d'autant plus considérable que la réparation de la partie détruite aura demandé une épaisseur plus grande de tissu de nouvelle formation. Cette condition nécessite donc un traitement rapide et radical. Cet agent si précieux, Martinache l'a trouvé, Gayet le fit connaître.

Au sujet de cette opacité redoutable, nous croyons devoir expliquer la pensée du docteur Delord (1), lorsqu'il écrit dans ses conclusions :

« La cautérisation ignée ne laisse après elle aucune trace de leucome, excepté dans les cas où elle est poussée trop profondément, et même alors ce leucome est très-faible. »

Lorsqu'il est appliqué sur l'œil sain et légèrement, oui ; les expériences sur les lapins faites par Gayet et les nôtres le prouvent suffisamment.

Mais, dans les cas où l'on applique le fer rouge sur le fond d'un ulcère, le processus morbide a déjà détruit une certaine épaisseur du

______

(1) Delord, thèse de Montpellier, 1888.

tissu cornéen, l'épithélium a disparu, les couches parenchymateuses sont déjà mises à contribution ; le feu détruit les éléments nécrosés ou malades, tue les agents infectieux et protége ainsi ce qui subsiste encore.

Là se borne son rôle. A la nature maintenant de réparer le dégât, de faire proliférer les cellules et de les disposer suivant leur mode particulier.

Ce mode de réparation aboutit à une transparence moindre de la membrane et même à une franche opacité. Dans ce fâcheux résultat, on ne peut incriminer l'action du fer rouge, car, comme nous le verrons plus loin, les ulcérations bénignes dont l'antisepsie seule a facilement raison ne guérissent presque jamais sans laisser au moins un léger nuage.

b) Marche. — Depuis longtemps, tous les auteurs qui se sont occupés des ulcères graves de la cornée ont étudié leur marche.

Les Anglais particulièrement y ont reconnu trois stades :

1° Le stade de développement et de progrès ;

2° Le stade d'état ;

3° Le stade de réparation.

Mais, comme ils sont aussi bien marqués par leurs lésions histologiques que par leur marche clinique, nous allons suivre pas à pas Sœmisch.

Au premier stade, le fond de l'ulcère paraît trouble, gris, grisâtre ou même jaunâtre ; il est comme recouvert de débris de tissus en voie de destruction. C'est un champ de bataille jonché des cadavres des cellules tuées par l'ennemi, le microbe, l'agent infectieux.

Les bords de l'ulcère sont de leur côté sinueux, crénelés, infiltrés. Les parties environnantes, quelquefois transparentes, sont le plus souvent d'un trouble diffus ou rayonnant par lignes opaques. Ce trouble va en mourant à mesure qu'il s'éloigne. On reconnaîtra que la maladie progresse en voyant s'agrandir la perte de substance, ce qui n'est pas toujours facile à constater. Mais une chose qui revèlera mieux l'intensité et le progrès du processus, c'est l'état de l'excitation qui accompagne l'ulcère.

Dans ce premier stade, en effet, il y a de la névralgie ciliaire, spasme, photophobie, larmoiement et une vive injection conjonctivale. Il ne faudrait pas oublier cependant qu'il est des ulcères qui marchent sans provoquer de réaction. Comme dans l'abcès de la cornée, c'est une invasion de leucocytes migrateurs et un fendillement de la substance fondamentale suivie de fonte, probablement lié à un processus dégressif des corpuscules propres de la cornée. Les leucocytes s'accumulent tout autour de l'ulcère, dans la substance même de la cornée, dont ils préparent et facilitent la destruction.

Il va sans dire que l'épithélium et la *lamina elastica anterior* sont détruits quelquefois les premiers lorsque le mal a marché de la superficie à la profondeur; mais quelquefois aussi en sens inverse, lorsque l'ulcère procède d'un abcès.

Souvent, dans les parties qui environnent l'ulcère et lorsque celui-ci est centripète, on voit de véritables nappes de pyocytes détruire la membrane de Bowman et soulever l'épiderme (*ulcus serpens* de Sœmisch).

L'ulcère entre-t-il dans le deuxième stade : on voit le fond se purifier, les masses troubles qui le remplissaient s'effacent peu à peu; la transparence reparaît, et bientôt, grâce à un poli nouveau, la lumière se réfléchit plus régulière. Les bords s'affaissent, se régularisent, s'arrondissent, se polissent aussi et tendent à se fusionner avec le fond.

Mais les changements les plus remarquables ont lieu autour de l'ulcère : quelquefois le trouble s'épaissit et il s'établit une ligne de démarcation; mais, bien plus fréquemment, les opacités disparaissent par le retrait des éléments qui les entretenaient. L'apparition des vaisseaux autour de l'ulcère est un signe certain de son entrée dans le deuxième stade.

A la vérité, elle ne se fait pas toujours dans certaines formes; elle est insconstante dans d'autres; mais on peut toujours conclure, de l'allongement du réseau périkératique par-dessus le limbe de la cornée et de son avancement vers la perte de substance, que celle-ci est devenue stationnaire.

Ces vaisseaux sont d'ordinaire, comme ceux de la kératite panneuse, situés au-dessus de l'épithélium, et on les voit former une nappe qui peut envahir la cornée sur une grande surface, ou s'arrêter sur une ligne brusque tombant à pic sur les parties saines. Quelquefois, la vascularisation est composée seulement d'un ou de deux petits vaisseaux étroits qui s'étendent du bord cornéen à l'ulcère. D'autres fois, on aperçoit une vascularisation profonde qui s'unit à la superficielle.

Quand l'ulcère entre dans le troisième stade, les phénomènes précédents s'accentuent; mais ce qu'il y a de caractéristique dans cette phase, c'est la formation d'un tissu cicatriciel qui tend à combler la perte de substance, à relever le niveau du fond, à égaliser les bords, en un mot à réparer le dégât.

Le miroitement du fond de l'ulcère est le premier symptôme de ce stade. Bientôt le fond de cette excavation s'exhausse et commence à s'égaliser. Les bords étalés se polissent peu à peu, et enfin tout s'éclaircit, dès que les vaisseaux y sont arrivés pour faciliter le départ des matériaux dont l'accumulation est nuisible à la transparence.

Pendant ce stade, les phénomènes réactionnels qui avaient commencé déjà à s'éteindre continuent de plus belle à s'amender. Le patient ouvre les yeux, ne larmoie plus et cesse de craindre la lumière. A mesure que la cicatrisation s'achève, le déficit se comble et la surface lisse atteint le niveau de la surface cornéenne normale.

Néanmoins le foyer du mal reste toujours marqué par une opacité dont les limites différentes ne se perdent insensiblement dans les parties claires qu'au moment où la guérison est complète. Cette opacité peut s'éclaircir avec le temps, surtout si le sujet est jeune; mais, quel que soient le traitement et l'ancienneté, on la retrouve toujours. Telle n'est pas pourtant l'opinion du professeur Castorani (1), de Naples, qui croit à la régénérescence possible de la cornée, si l'ulcère a été traité au moyen du sulfate de cuivre.

(1) *Annales d'oculistique*, t. LVIII, p. 175.

Outre ces opacités, il arrive souvent, si la perte de substance a été très-grande, que les courbures de la cornée sont compromises. Ce n'est pas une minime complication.

c) *Anatomie pathologique.* — L'étude des éléments microbiens devrait trouver ici sa place ; mais, vu son importance, nous lui consacrerons un chapitre particulier. (Voir *Nature.*)

Voici, d'après Sœmisch, les phénomènes histologiques de cette période de réparation. L'épithélium venu du bord de l'ulcère s'étend peu à peu sur le fond, et c'est à son abri que la cicatrisation s'opère. Quant au mécanisme de cette réparation, Heiberg (1) admet la prolifération des cellules de bordure, et par suite l'extension du tissu vers le centre. Julius Arnold (2) admet la formation préalable d'un blastème au dépens duquel se formeraient ensuite les cellules. Pour Ivanoff (3), il émet une opinion éclectique, attribuant la forme du revêtement nouveau soit à l'épithélium ancien, soit aux cellules provenant de corps cornéens, soit même à celles qui proviennent du tissu conjonctif sous-épithélial. Schalygen, qui a fait sur ce sujet d'importants travaux, Wordsworth, Eberth, Hoffmann, tout en différant d'opinions sur certains détails, sont unanimes à reconnaître la participation des cellules migratrices à la forme du nouvel épiderme.

Valdeyer et Lot vont encore plus loin, puisqu'ils admettent comme y concourant aussi les cellules profondes de la cornée.

« Pour nous, nous dit encore Gayet (4), nous avons observé maintes fois la prolifération de l'épithélium qui borde l'ulcère.

» Comme Schalygen, nous avons vu des noyaux de cellules se dédoubler, et nous sommes disposé à croire que c'est à la surface seule de la cornée que se fait tout le travail. C'est sous cette couche protectrice que s'accomplit le développement d'un tissu composé de cel-

(1) Heiberg, *Weiner med. Jahrb.*, t. I, pp. 7-20.
(2) *Wirchous Arch.*, t. LXVI, p. 168.
(3) *Klinische Beobachtunger*..... *Wiesbaden*, t. III, p. 124.
(4) Gayet, *Dict. de Dechambre*, art. Cornée.

lules et d'une substance fibrillaire qui a les plus grandes analogies avec le tissu de la cornée, mais qui reste toujours moins transparent que lui. Les couches de ce tissu, grâce aux conditions dans lesquelles elles se forment, sont parallèles à la surface de la cornée. L'épithélium qui se reproduit ne présente jamais dans ses cellules les variétés de forme qui leur sont habituelles à l'état normal. Celles-ci se rapprochent toutes plus ou moins de la forme ronde. De plus, le revêtement ne reposant plus sur une membrane à jamais détruite, la *lamina anterior*, ne se terminera pas profondément par un contour régulier, mais bien par une ligne inégale et comme formée par une série de papilles. »

d) Terminaison. — Telle est la terminaison heureuse de l'ulcère cornéen ; mais cela peut être tout différent, et l'on voit la perte de substance s'approfondir jusqu'à ce que la membrane transparente soit perforée.

Les ulcérations rondes et centrales, les ulcères très-larges et succédant à des suppurations de la cornée ou à des abcès, ceux qui sont sous la dépendance d'affections nécrotiques de la cornée, tendent à la perforation. Celle-ci peut, d'ailleurs, survenir alors que le travail de réparation a commencé, mais quand la membrane de Demours, malgré sa résistance, est vaincue par la pression intra-oculaire ou une pression brusque sur le globe (coup de paupière, choc...).

Il arrive assez souvent que cette membrane, grâce à son élasticité, au lieu de se rompre, se distend, se laisse refouler à travers l'ouverture de l'ulcère, formant ainsi une hernie. Elle apparaît sous la forme d'une petite bulle transparente qu'on a nommée *kératocèle*.

Après plusieurs mois, on peut voir cette membrane herniée se rompre tout à coup. L'humeur aqueuse s'échappe en jet brusque, et l'iris ainsi que l'appareil cristallinien viennent s'appliquer sur la face postérieure de la cornée. Le cristallin peut aussi se luxer, son appareil suspenseur étant déchiré ou distendu. D'autre part, ces accidents déjà si graves peuvent être suivis de l'issue d'une quantité plus ou moins grande du vitré.

L'application de l'iris au fond de l'ulcère constitue un danger non moins important. Il peut en résulter une synéchie antérieure, un leucome adhérent, une cicatrice ectasique, un staphylome.

Stellwag von Carion (1), qui a soigneusement étudié tous ces accidents, dit qu'il peut se faire une réparation plus ou moins durable, surtout si l'ulcère est marginal; la solution de continuité s'ouvre alors de temps en temps, constituant ainsi une fistule de la cornée.

Les yeux sont alors dans un état d'hypotonie permanente, et l'on conçoit combien ils sont exposés à l'infection. La circonstance la plus heureuse est la fermeture sans interposition d'éléments iriens. Cela aura lieu quand l'ulcère sera extrêmement petit ou situé en regard de la pupille.

Comme l'ont démontré Mïldner et Arlt (2), la partie de cette membrane déchirée à franges est poussée dans la plaie par le flot du liquide· Ces franges, gardant cette position, empêchent le contact de l'iris avec la surface ulcérée; puis elles sont repoussées par le tissu qui se forme dans le fond de l'ulcère et se recollent si bien que, lorsque la perte de substance est comblée, le processus peut s'éteindre sans presque laisser de traces.

Sur des coupes transversales de ces cicatrices, on peut trouver la *lamina posterior* engagée dans la masse des tissus et une dépression profonde de la surface à ce niveau (3).

Alors même que l'ulcération perforatrice a détruit un certain lambeau de cornée, l'oblitération peut se faire par l'intermédiaire de l'iris, qui vient se souder aux bords de la perforation.

Dans ces cas-là, on peut voir quelquefois se former une cicatrice qui reste vascularisée et qui, grâce à l'atrophie progressive de l'iris, finit par devenir un peu translucide.

(1) *Handbuch*, 1870, pp. 92-100.
(2) Mildner et Arlt, *die Krankesten des Auges*, t. I, p. 228.
(3) *Handbuch* de Sœmisch.

CHAPITRE II

NATURE

De tout temps, les ulcères de la cornée appelés par les auteurs ulcè -
res torpides, infectieux, infectants, rongeants, serpigineux, ou ulcères
à hypopyon, ont été considérés comme étant de mauvaise nature et
revêtant un caractère de gravité parfaitement étudié au point de vue
clinique. Leur nature était complétement inconnue et l'on se trouvait
réduit à des conjectures.

Mais, depuis ces dernières années, l'étude des organismes inférieurs
microscopiques, la bactériologie, étant devenue une science à l'ordre
du jour, de nombreux et de patients travaux ont été faits sur ce sujet.
On est parvenu àdémontrer, dans les ulcères infectieux, la présence
de micro-organismes qui, cultivés et inoculés à la cornée saine, ont
reproduit l'ulcère infectieux qui les avait fournis.

Nous n'avons pas d'études et d'expériences personnelles au sujet de
ces agents microbiens, causes des ulcères infectieux. Des travaux
considérables, des expériences nombreuses, ont été faits en France,
en Suède, surtout en Allemagne. Toutes ces recherches prouvent
nettement qu'il faut incriminer les micro-organismes. Pour connaître quelles sont les idées qui ont cours en France, écoutons comment
Gayet termine ses intéressantes : *Recherches sur l'antisepsie et l'a-
sepsie oculaires* (1).

(1) Gayet, *Arch. d'ophtalm.*, septembre-octobre 1887.

« 1° La plupart des yeux recèlent sous leurs paupières des germes microbiens ; il ne semble pas y avoir de différences entre ceux qui habitent l'hôpital et les autres.

» 2° L'emploi des moyens antiseptiques et aseptiques ne paraît exercer qu'une influence bien minime sur la présence des germes dans les culs-de-sac conjonctivaux ; ou tout au moins, quel que soit le soin avec lequel on les met en usage, on n'est jamais certain d'en débarrasser le terrain opératoire oculaire.

» 3° Ces germes sont à coup sûr de plusieurs espèces, et, sans prétendre ici en préciser ni le nombre ni la qualité, nous pouvons affirmer que parmi eux existent des coques variés, *staphylococcus aureus, albus, citreus*, des bacilles et des bactéries.

» 4° Ces germes ne sont pas tous pathogènes, puisque le nombre des accidents suppuratifs n'a été chez nos opérés que de 6 ½ pour 100, alors que la fertilité du terrain opératoire s'est montrée de 75 pour 100.

» 5° Les coques semblent renfermer les espèces dangereuses, puisque ce sont eux que nous avons trouvés dans les produits des yeux où ont éclaté des accidents phlegmoneux.

» 6° Les coques ne sont pas nécessairement dangereux, puisque nous avons pu en isoler et en cultiver qui ont été incapables d'engendrer la suppuration. »

En Suède, Widmar (de Stockholm) a cultivé le diplocoque et le streptocoque et a pu, avec une culture, reproduire la kératite ulcéreuse avec hypopyon.

En Allemagne, Leber (1) inocula le *leptotrix buccalis* dans la cornée d'un lapin et vit survenir un ulcère à hypopyon.

Schmith Rimpler obtint le même résultat en inoculant dans la cornée la sécrétion purulente du sac lacrymal.

Forster et Del Monte démontrent dans les voies lacrymales la présence du même *leptotrix buccalis*.

(1) Leber, *ueber die Ursachen der Hypopyon Keratitis* (*Arch. f. ophtal., mt.* **XIX**, (1873).

Stromeyer (1) contrôle les recherches de Leber, et Dolschenkow établit, par des expériences, la parenté de l'hypopyon et de l'ulcère serpigineux.

Le malfaiteur serait, d'après lui, un microcoque rarement isolé, habituellement par couple (diplocoque) ou en chaînette (streptocoque).

Krause, rapporté par Verdese (2), de Gênes, dans des ulcères artificiels produits au moyen de l'inoculation dans le parenchyme cornéen du *staphylococcus pyogenes aureus*, a obtenu l'hypopyon sans qu'on pût démontrer dans ce dernier, par le moyen des cultures ni de l'examen microscopique, la présence du chizomicète qui causait le processus ulcéreux cornéen.

Pour König et Leber (3), la kératite des moissonneurs serait causée par la présence, sur les barbes des épis, d'un champignon de moisissure, l'*aspergillus*.

Le docteur N.-S. Dowel, de l'Université du Maryland, a trouvé l'ulcère à hypopyon après la projection dans l'œil de parcelles d'écailles d'huître et de pierre ; mais il ajoute que ses malades étaient porteurs de dacryocystite.

La dacryocystite peut manquer ; mais la simple obstruction, le simple catarrhe suffit pour que le microbe reflue vers l'œil et infecte la plaie accidentelle. L'élément septique est la seule cause de la forme serpigineuse.

Dès que les larmes, ne trouvant plus leur libre passage au travers du canal lacrymal, séjournent trop longtemps au contact de l'œil, l'eau s'évaporant, il reste le chlorure de sodium qui agit comme irritant. L'action des alcalins sur les épithéliums est très-connue. Sous cette influence, l'épithélium s'effeuille et tombe, produisant une ulcération superficielle, laquelle, trouvant le microbe venu dans les voies lacrymales par hasard, s'infecte et devient un ulcère grave.

(1) Stromeyer, *Centralblatt,* 1873 ; n°ˢ 42, 43.
(2) Verdese, *Contrib. à la thérap. de l'ulcus serpens* (*Arch. d'opht.*, t. II, p. 150).
(3) Berlin, *Klin. Worth.,* juin 1879.

Dans la plupart des cas de *larmoiement*, l'épiphora simple précède les complications infectieuses de la cornée.

Convaincu de la nature infectieuse des ulcères à hypopyon, Verdese tend à remplacer le Sœmisch par l'antisepsie.

Il divise le traitement en *antisepsie* et *asepsie*. Il racle l'ulcère, balaye la cornée avec un pinceau trempé dans une solution d'acide salicylique et pratique des lavages boriqués du canal lacrymal. Tout en reconnaissant que le feu satisfait exactement aux indications antiseptiques, « peut-être trop », ajoute-t-il, il avoue ingénuement n'avoir jamais osé s'en servir.

CHAPITRE III

TRAITEMENT

a) Historique. — Autrefois, il faut le dire, avec des idées fausses sur l'inflammation en général et sur celle de la cornée en particulier, le traitement s'égarait dans des pratiques irrationnelles et dangereuses. Sous l'empire de la doctrine broussaisienne, on épuisait les malades par une médication antiphlogistique à outrance, persuadé qu'on était alors qu'il fallait réagir contre la vigueur constitutionnelle du sujet, cause de l'inflammation.

Les moyens employés dans ce but (saignées, sangsues, émétiques, diète) ont conservé jusqu'à ces dernières années une partie de leurs prérogatives.

Heureusement, l'observation clinique mieux inspirée, l'expérience et une physiologie plus exacte des actes nutritifs, ont fini par démontrer que la cornée présentant une solution de continuité peut devenir facilement le siége d'une inflammation spécifique causée par la présence de germes infectieux microscopiques provenant du voisinage. La cause étant connue, restait à la combattre.

Les moyens employés peuvent se diviser en deux classes :

Moyens médicaux, moyens chirurgicaux.

b) — Les *moyens médicaux* comprennent les lavages avec des solutions antiseptiques (eau chlorée, acide borique, borate de soude sublimé), l'eau très-chaude appliquée en permanence sur l'œil malade au moyen de compresses ou, mieux, de coton hydroscopique recouvert de gutta-percha laminée. Dans cette classe doivent être compris également ment les sels de mercure appliqués sur la cornée, soit en poudre, soit incorporés à la vaseline, calomel, précipité jaune ; mentionnons aussi l'iodoforme et l'acétate de plomb.

Je ne saurais oublier ici l'atropine et l'ésérine, qui, en provoquant la dilatation ou la contraction de la pupille, répondent à des indications particulières, et tendent, avec la cocaïne, à diminuer la tension intra-oculaire. Les solutions de chlorhydrate de cocaïne sont, à la clinique, employées constamment et avec succès contre la douleur.

Ces moyens médicaux ont une importance capitale, et nous voyons par nos observations tout ce qu'on peut en attendre. On conçoit facilement que ni le fer rouge ni le Sœmisch ne peuvent seuls déterminer la guérison d'un ulcère infectieux de la cornée, alors que les replis et culs-de-sac conjonctivaux, les voies lacrymales, sont de véritables foyers de microbes. Ces organismes inférieurs, il ne suffit pas de les détruire sur place, il faut encore les poursuivre dans leurs derniers retranchements. On arrive à ce but par des lavages soigneusement faits avec des solutions boriquées à 20/1000 ou sublimées à 1/6000.

L'eau chaude appliquée en permanence est aussi d'un usage journalier à la clinique. Sous son influence, nous voyons les conjonctivites du voisinage, les iritis s'amender rapidement.

c) — Les *moyens chirurgicaux* sont le grattage de l'ulcère, comme l'a pratiqué Verdese (de Gênes); la paracentèse simple, la paracentèse transulcéreuse ou opération de Sœmisch ; enfin la cautérisation au fer rouge.

Je ne mentionne la méthode de Verdese que pour mémoire, à cause des difficultés qu'elle présente dans la pratique et de son efficacité contestable.

§ 1. — PARACENTESE

a) La paracentèse simple a pour but l'évacuation du pus contenu dans la chambre antérieure et la diminution de la pression intra-oculaire.

Historique. — Préconisée par Wardrop, Middlemore, Basedow, Weber, cette pratique fut vivement combattue par Mackensie, qui l'empêcha de se répandre. Himly néanmoins, dès 1843, l'avait reprise et recommandait de se hâter.

En 1849, il fut suivi dans cette voie par Walther. Tous ces conseils, si nombreux et pourtant si contradictoires, prouvent que, durant de longues années, aucune pratique régulière n'a été suivie vis-à-vis des ulcères à hypopyon et que la guérison de ceux-ci restait toujours plus ou moins aléatoire.

b) Paracentèse transulcéreuse ou opération de Sœmisch. — Historique. — En 1868, le professeur Sœmisch, de Bonn, a inauguré une pratique qui lui a donné les plus heureux résultats. Armé d'un couteau de Graefe, Sœmisch fait une ponction sur un des bords de l'ulcère, mais sur la cornée saine ; il pénètre dans la chambre antérieure et va faire sortir la pointe de son instrument de l'autre côté de l'ulcère, au bord, mais toujours en dehors de la lésion.

Ramenant alors en avant le tranchant du couteau, il sectionne la cornée en suivant le grand diamètre de l'ulcère, dont il fait ainsi deux parties. Par cette large ouverture, il évacue le contenu de la cavité, soit liquide, soit pulpeux. Cela fait, on établit un bandage compressif.

Incontestablement, ce procédé thérapeutique de Sœmisch est couronné de succès au point de vue de la conservation partielle de la cornée et du salut du globe ; mais il a été souvent constaté que cette ponction qui élimine l'humeur aqueuse permet à l'iris de se jeter dans la plaie et d'y contracter des adhérences que plus tard on ne peut plus rompre.

L'opération de Sœmisch a pour résultat de débarrasser la chambre antérieure de l'exsudat qu'elle contient et de conjurer les dangers d'éclatement de la cornée. Elle substitue une plaie linéaire à une solution de continuité irrégulière, dont les bords, fatalement déchiquetés à la suite de l'éclatement, ne se réuniraient qu'avec difficulté.

Cette opération conjure la luxation du cristallin et l'issue du vitré, mais elle n'atteint pas directement la cause de l'ulcère.

C'est pour cette raison que M. Truc professe qu'il faut cautériser au fer rouge l'ulcère sectionné.

De cette façon, secondé par l'antisepsie rigoureuse de la cornée, de la chambre antérieure, de la conjonctive et des voies lacrymales, on a toutes les chances de détruire l'élément microbien et d'amener la guérison rapide de la lésion.

§ 2. — FER ROUGE

Historique.— En 1873, le docteur Martinache (de San-Francisco), ayant réussi à obturer par l'application d'un stylet rougi au feu une fistule lacrymale rebelle, songea à employer le même moyen comme ressource ultime dans les ulcères de la cornée.

Il publia dans le *Western Lancet* deux cas d'ulcères guéris par le fer rouge, alors qu'avaient échoué tous les autres moyens connus.

C'était la première fois que le fer rouge était porté directement sur le globe oculaire.

Méditant sur ces succès inespérés, il convient (1) que le peu de gravité des brûlures de la cornée chez les forgerons aurait dû depuis longtemps guider les chirurgiens.

En 1877, dans la séance du 24 janvier de la Société de chirurgie,

(1) *Pacific medical and surgical Journal,* novembre 1873.

Gayet (de Lyon) expose la méthode comme lui étant particulière, ignorant qu'il était de la découverte de Martinache :

« Le premier cas, nous dit-il, où j'ai observé la cautérisation ignée, est celui d'un ulcère atonique qui, depuis cinq mois, allait en s'approfondissant, ainsi qu'en témoignait l'état pulpeux et grisâtre de la lésion. Une seule cautérisation avec une aiguille de bas rougie a suffi pour amener la cicatrisation après chute de l'eschare. »

Martinache réclama la priorité de la découverte : c'était son droit; le professeur de Lyon eut tout au moins le mérite de faire connaître le procédé.

Depuis lors, la cautérisation ignée des ulcères de la cornée entra dans la pratique journalière et fut adoptée par l'immense majorité des chirurgiens, au plus grand bénéfice de leurs malades.

A la clinique ophtalmologique de Montpellier, M. Trüc, professeur agrégé, ancien interne du professeur Gayet, en fait l'usage le plus large et le plus avantageux.

---

§ 3. — INDICATIONS ET CONTRE-INDICATIONS DU FER ROUGE ET DU SŒMISCH

Les divers moyens médicaux ou chirurgicaux que nous venons d'étudier, appliqués au traitement des ulcères infectieux de la cornée, ont donné chacun en particulier d'excellents résultats.

Quand devrons-nous cautériser au fer rouge? Quand devrons-nous pratiquer l'opération de Sœmisch? Me basant sur la statistique de la clinique ophtalmologique de Montpellier, je constate que la méthode du professeur de Bonn est indiquée dans un nombre de cas beaucoup moindre que la première, c'est-à-dire le fer rouge.

En effet, sur 19 cas d'ulcères franchement infectieux, nous trouvons que le Sœmisch a été pratiqué deux fois seulement (1). Cepen-

(1) Voir nos observations 18 et 19.

dant, parmi les autres, nous relevons 11 cas compliqués d'hypopyon plus ou moins abondant. Pour tous ces malades, la guérison a été la règle.

L'hypopyon n'est donc pas une contre-indication du fer rouge ; bien au contraire, et nos observations le prouvent assez.

Sous l'influence de la cautérisation ignée, ces collections purulentes ont disparu rapidement pour ne plus se reformer.

En présence de ces faits, il nous est impossible d'accepter les conclusions d'Abadie (1).

« Entre mes mains, contrairement à mon attente, contrairement à la théorie, la cautérisation ignée n'a eu que de forts médiocres résultats dans presque tous les cas d'ulcères à hypopyons où je m'en suis servi. J'affirme que, dans les kératites vraiment infectieuses avec hypopyon, la cautérisation ignée est insuffisante et certainement moins efficace que le procédé de Sœmisch. »

Loin de moi la pensée d'incriminer la méthode du professeur de Bonn ; mais, preuves en main, je crois pouvoir déclarer que les conclusions de M. Abadie en faveur du Sœmisch sont exagérées.

En effet, à quoi aboutit la large incision de la cornée à travers toute l'étendue de l'ulcère, comme le recommande le professeur allemand ? Elle permet l'évacuation du liquide purulent contenu dans la chambre antérieure et fait disparaître l'hypertension oculaire ; mais cette hypertension est heureusement assez rare.

J'admets encore que, par les lèvres de l'incision, les liquides septiques qui infiltrent la cornée, au niveau et autour de l'ulcère puissent s'écouler plus facilement au dehors. Toujours est-il que la cautérisation au fer rouge produit le même résultat dans certains cas, témoin nos neuf observations, et cela sans ouvrir la chambre antérieure. On nous demandera comment nous expliquons cette action du fer rouge sur la résortion de la collection, purulente ou exsudative, comme on voudra.

(1) Thèse du docteur Lavallée, 1881, n° 423.

Nous répondrons que cet exsudat a pour source l'ulcère, qui déverse ses produits soit à travers la membrane de Demours perforée, comme le veulent les uns, soit par l'intermédiaire de l'iritis par voisinage, comme le veulent les autres. Cet exsudat a une tendance naturelle à être résorbé ; mais, comme la source persiste, il arrive un moment où, l'équilibre étant rompu, il se produit dans la chambre antérieure plus de liquide qu'il n'en sort : de là l'hypopyon. Portons le feu dans cette usine de produits septiques, exterminons ces ouvriers, qui travaillent sans relâche à la perte de l'œil ; la cause disparaissant, l'effet devra disparaître.

Mais il est des cas où le fer rouge ne suffit plus. Quand, par exemple la chambre antérieure étant remplie de pus plus ou moins épais, et faisant courir à l'iris les plus grands dangers, on ne peut plus compter sur la résorption, même après la cautérisation ignée, pratiquez alors le Sœmisch, incisez l'ulcère dans toute sa largeur, videz et lavez la chambre antérieure. C'est, dans l'espèce, la seule planche de salut qui reste à l'organe en péril (1).

Voici encore un cas où vous ne devrez pas hésiter à pratiquer le Sœmisch : c'est lorsque la tension intra-oculaire est telle, que l'œil présente sous le doigt la résistance d'une bille de billard. Laissez aller les choses : qu'arrive-t-il ? Un fait accidentel, un simple spasme palpébral se produisant, la surface ulcérée éclatera sous l'effort, l'humeur aqueuse s'échappera brusquement à travers la membrane déchiquetée, l'iris viendra s'y engager, entraînant derrière lui le cristallin luxé et peut-être une partie du vitré. Vous assistez à un désastre.

Au contraire, pratiquez le Sœmisch, vous viderez doucement la chambre antérieure, l'hypertension n'existera plus et tout restera en place.

D'autre part, votre incision faite avec un couteau bien tranchant se cicatrisera vite, les bords pouvant s'accoler facilement ; et il ne restera, après la guérison de l'ulcère, qu'une légère cicatrice linéaire se per-

(2) Voir nos observations 18 et 19.

dant dans le leucome, résultat obligé des pertes de substances profondes de la cornée après réparation.

---

§ 4. — CONSIDÉRATIONS OPÉRATOIRES

On trouve partout une aiguille à tricoter, du feu et un bouchon dans lequel on implante l'aiguille afin de ne pas se brûler les doigts.

C'est de cet appareil primitif dont s'est longtemps servi Gayet ; mais il avait avantageusement remplacé le feu de la cheminée par une lampe à alcool.

Voilà tout ce qu'il faut pour cautériser au fer rouge un ulcère de la cornée.

Nous avons vu M. le professeur agrégé Truc se servir d'un simple crochet à strabisme ou d'un petit appareil de son invention présentant un renflement sphérique considérable près de la pointe, destiné à emmagasiner la chaleur.

Le thermocautère de Paquelin produit un rayonnement de chaleur considérable et l'on ne peut donner au cautère une volume assez petit.

Quant au galvano cautère, surtout modifié par Abadie, ce serait, d'après M. le docteur Lavallée (1) un instrument irréprochable. Il nous est impossible d'en juger, ne l'ayant jamais vu fonctionner.

---

§ 5. — OBSERVATIONS

Toutes ces observations sont inédites ; elles ont été recueillies à la clinique ophtalmologique de la Faculté de Montpellier, dirigée par M. le professeur agrégé Truc.

(1) Lavallée, thèse de Paris, 1881.

Observation Première

Ulcére de la cornée

Veuve Couderc (Françoise), âgée de soixante-dix ans, ménagère, se présente à la clinique, le 18 août 1888, pour son œil gauche.

Antécédents héréditaires nuls.

Antécédents personnels oculaires. — A eu mal aux yeux étant jeune ; yeux larmoyants.

Maladie actuelle. — Début, il y a trois semaines, sans cause appréciable.

Etat actuel. — O G. Sécrétion à la base des cils, rougeur et gonflement de la conjonctive, un peu d'ectropion de la paupière inférieure. Gros vaisseaux sur la conjonctive bulbaire ; cercle périkératique ; opacités multiples de la cornée ; douleurs sus-orbitaires, sensation de gravier dans l'œil ; larmoiement, photophobie.

Ulcère de la cornée à la partie supéro-externe.

Traitement. — Lotions fréquentes, compresses chaudes boriquées en permanence.

20 août. — *Cautérisation au fer rouge ;* compresses chaudes.

22. — Compresses chaudes.

23. — Nouvelle cautérisation ignée ; pas d'amélioration.

28. — Occlusion, sublimé, atrophie.

29. — Entre à l'hôpital.

2 septembre. — Amélioration notable.

10. — Guérison complète. Exeat.

Observation II

Ulcère central à hypopyon

Math... (Etienne), soixante-trois ans, employé à la mairie, se présente à la clinique le 25 août.

4

Antécédents personnels oculaires. — A eu souvent mal aux yeux.

Maladie actuelle. — O G. Début, il y a deux jours, suite d'un coup reçu dans l'œil (petite branche). Les bords ciliaires sont rouges, ainsi que la conjonctive. Les vaisseaux de la conjonctive bulbaire sont fortement injectés ; cercle périkératique très-manifeste. Voit légèrement trouble. Photophobie très-marquée. Larmoiement continuel. Douleurs lancinantes périorbitaires qui empêchent le malade de dormir.

O D. Un peu de rougeur conjonctivale. Epiphora.

S'est traité avec de l'eau de sureau.

Etat actuel. — Avant l'accident, les yeux étaient légèrement chassieux le matin.

O D G. Larmoiement abondant.

Rougeur conjonctivale asssez marquée.

Ptérygion à son début, côté interne O D.

O G. Gonflement conjonctival considérable ; chémosis interne. Trouble cornéen ; iris paresseux ; pupille étroite.

Petit ulcère circulaire central. Hypopyon d'un demi-millimètre de hauteur. Douleurs périorbitaires.

Traitement. — *Cautérisation ignée*, antisepsie, atropine.

30 août. — Amélioration très-marquée; l'ulcère est en voie de cicatrisation ; l'hypopyon est en partie résorbé.

2 septembre. — L'ulcère est guéri avec un léger leucome. L'hypopyon a disparu complétement.

Observation III

Ulcère à hypopyon

Rac.... (Antoine), quarante-quatre ans, cultivateur, vient à la clinique le 12 octobre 1882.

Souffre de l'œil droit depuis trois ans. Larmoiement, qui disparaissait par moments. L'an dernier, l'œil devint rouge, il s'en écoula du pus (?). On pratiqua le cathétérisme des voies lacrymales ; l'œil guérit au bout de quelque temps.

La maladie actuelle remonte à vingt jours. Elle a débuté par une sensation de gravier dans l'œil, qui s'enflamma et devint rouge. Douleurs périorbitaires violentes, épiphora considérable, photophobie intense.

Traitement antérieur à sa venue à la clinique. — Iodoforme ; compresses chaudes de camomille quatre fois par jour, pendant cinq minutes ; collyre (?), lavages à l'eau boriquée.

État actuel. — O D. Rougeur conjonctivale et bulbaire très-vive. Cercle périkératique. *Ulcération ancienne centrale.* Cornée louche. Hypopyon (un millimètre de hauteur). Iris décoloré. Pupille dilatée, immobile. V O D. Compte les doigts à 50 centimètres.

Rétrécissement des voies lacrymales.

Traitement. — Compresses chaudes, sublimé trois fois par jour. *Cautérisation au fer rouge.* Irrigation des voies lacrymales. On passe la sonde n° 3 et on fait des lavages. Cocaïne, pilocarpine.

14 octobre. — L'ulcération a changé d'aspect, l'hypopyon persiste. Cathétérisme.

16. — L'ulcère est en voie de réparation, l'hypopyon paraît diminué ; cornée moins louche.

19. — Cornée guérie avec un léger leucome ; hypopyon presque invisible. Exeat.

Observation IV

Ulcère à hypopyon

Meyras (Pierre), soixante-treize ans, maçon, se présente à la clinique le 6 octobre 1888. Cet homme est déjà venu pour son œil droit, il y a quinze mois.

État actuel. — O D rouge. Nombreux vaisseaux sur la conjonctive arrivant sur la cornée, où ils empiètent un peu en bas. Ectropion de la paupière inférieure dépourvue de cils. Paupière supérieure un peu œdématiée ; cils agglutinés ; photophobie : *ulcère de la cornée*, hypopyon ; iris décoloré, catarrhe des voies lacrymales.

Le début du mal remonte à cinq ou six jours.

O G. Conjonctivite moins intense. Quelques vaisseaux sur la conjonctive bulbaire ; vaste leucome de la cornée, œil hypotone.

Traitement. — *Cautérisation au fer rouge*, compresses chaudes, cocaïne, collyre au sublimé trois fois par jour.

15 novembre.— Exeat. Cicatrisation complète de l'ulcère sans cicatrice bien apparente. Ectropion encore marqué et larmoiement.

Observation V

Ulcération de la cornée avec hypopyon

Po... (Guillaume). soixante-deux ans, mineur, se présente à la clinique le 27 octobre 1888.

Antécédents généraux et oculaires nuls.

O G. Il y a quinze jours, en travaillant au pont de Frontignan, un éclat de fonte fut projeté dans son œil gauche.

Le lendemain, aucune douleur, seulement une certaine gêne sous la paupière. Il continue son travail sans voir de médecin et gâche deux sacs de chaux hydraulique, l'œil n'étant pas protégé. Pas de douleurs périorbitaires. Ce n'est que vers le douzième jour après l'accident que le malade va trouver son médecin, qui chercha le corps étranger inutilement et pensa qu'il avait été entraîné par les larmes. Depuis l'accident, conjonctivite intense ; taie de la cornée, côté interne.

Depuis vingt-quatre heures environ, le malade constate certains troubles dans son œil droit; il voit la terre comme couverte de particules blanches cristallisées.

Etat actuel. — O D normal.

O G. Rougeur totale de la conjonctive.

Ulcération centrale superficielle de la cornée. Infiltration de la cornée autour de l'ulcère.

Pus dans la chambre antérieure.

Traitement. — *Cautérisation au fer rouge,* lavages boriqués, atropine, collyre au sublimé à 1 centigramme pour 10.

6 novembre. — Entre à l'hôpital. Compresses chaudes ; sublimé.

7. — Amélioration marquée.

18. — Cicatrisation définitive. Leucome consécutif. Guérison complète. Exeat.

Observation VI

Ulcère à hypopyon

Avinens (Jeanne), cinquante-neuf ans. Vient à la clinique le 20 novembre 1888.

Antécédents héréditaires généraux et locaux nuls.

OG. La malade a reçu un corps étranger dans l'œil, l'an dernier, en arrachant des herbes. Il se forma un abcès qui fut soigné et guéri.

Depuis quatre jours, son œil a recommencé à larmoyer sans cause apparente. Douleurs périorbitaires très-violentes, larmoiement intense. La malade y voit encore de cet œil (OG) et distingue les doigts à 25 centimètres.

État actuel. — *Ulcère à hypopyon très-profond.* Larmoiement, rougeur très-intense du globe oculaire.

Traitement. — Cautérisation au fer rouge, antisepsie, lavages boriqués, compresses chaudes.

25. — Amélioration considérable, l'ulcère est aux trois quarts cicatrisé, l'hypopyon s'est résorbé en grande partie.

La malade a guéri avec un large leucome.

Observation VII

(N° 477 de la clinique)

Ulcères et infiltration purulente double de la cornée

Bozier (Victorine), soixante ans, ménagère, gravement malade dans le service médical, est transportée à la consultation le 19 janvier 1888.

Pas d'antécédents généraux ni héréditaires. Depuis dix ans, blépharite chronique, photophobie. Pas de diminution de la vision.

Maladie actuelle. — Début, il y a huit jours environ, par un point louche à la partie inférieure des deux cornées. A ce point louche a succédé une infiltration purulente des lames de la cornée, à la partie inférieure.

État actuel. — O G. Conjonctive palpébrale et bulbaire vascularisée. Cornée infiltrée de pus dans le tiers inférieur. *Ulcération superficielle* permettant l'écoulement de ce pus à la surface de l'œil, et n'ayant pas ouvert la chambre antérieure.

Rien à l'iris.

O D. Conjonctive palpébrale et bulbaire plus vascularisée. *Infiltration et ulcération* de la cornée plus accusées qu'à gauche.

Rien à l'iris. Photophobie.

Traitement. — *Cautérisation ignée*. Compresses chaudes boriquées, collyre au sublimé. Cicatrisation définitive O G.

O D. Ulcération plus étendue, hernie de la membrane de Descemet, ouverture spontanée de la chambre antérieure. *Cautérisation ignée*.

25. — O D. La suppuration persiste. Cautérisation ; ésérine.

28. — La malade ne peut plus faire les frais de la réparation cornéenne. L'ulcère persiste.

4 février. — La maladie qui avait maintenu cette personne à la clinique médicale arrive à sa dernière période. Cachexie extrême, marasme, eschares au sacrum. Mort.

Le traitement oculaire, vu la maladie grave que présentait cette femme, a été nécessairement secondaire.

Observation VIII

(N° 483 de la clinique)

Ulcérations de la cornée OD avec hypopyon

Suiris (Ulysse), quatre ans, est amené à la consultation le 24 janvier 1888.

Pas d'antécédents héréditaires.

Antécédents personnels généraux. — Rougeole et fluxion de poitrine. La maladie actuelle remonte à quatre mois. Un collyre a été prescrit par M. Thau. Camomille.

État actuel. — O G. Tache cornéenne au centre. Cornée vascularisée. *Pannus crassus*, photophobie, larmoiement considérable, conjonctive très-vascularisée. *Ulcération centrale* et peu profonde de la cornée, fond grisâtre. Hypopyon.

O D. Vascularisation considérable de la conjonctive palpébrale et bulbaire. Ulcération irrégulière au niveau du bord inférieur de la pupille.

24 janvier. — Lavages boriqués ; eau chaude boriquée imbibant du coton hydroscopique toute la journée sur l'œil; atropine et cocaïne.

26. — Grande amélioration au point de vue de la vascularisation. Les ulcérations n'ont pas diminué d'une façon sensible. Même aspect légèrement pulpeux.

29. — *Cautérisation au fer rouge.* Antisepsie régionale habituelle.

4 février. — Amélioration très-marquée. La conjonctivite a disparu en grande partie, les ulcérations se sont détergées et sont en voie de cicatrisation.

6. — L'amélioration continue.

8. — L'ulcération de l'œil gauche est cicatrisée, avec un léger leucome. L'ulcération O D paraît comme un coup d'ongle très-limité.

10. — Guérison complète, leucome léger aux deux yeux.

Observation IX

(Nº 503 de la clinique)

Ulcération marginale serpigineuse de la cornée

Baron (Marie), soixante-cinq, couturière, se présente le 31 janvier 1888. La maladie des yeux serait consécutive à un érysipèle (?).

Antécédents oculaires héréditaires et personnels nuls.

Maladie actuelle. — Remonte à trois semaines. L'œil droit a été pris le premier. Cette personne n'a pas été soignée.

État actuel. — O D G. Vascularisation considérable ; conjonctivite palpébrale et bulbaire. Granulations principalement à la paupière supérieure.

Infiltration générale des deux cornées, surtout du côté droit.

O G. *Ulcération serpigineuse* et superficielle. Iris O D G légèrement décoloré. Pupille contractée, surtout O D.

Traitement. — Lavage boriqué, cocaïne, grattage vigoureux des granulations au sulfate de cuivre. Lavage. Compresses chaudes boriquées appliquées constamment. Atropine deux fois par jour.

2 février. — Amélioration des conjonctives. L'iris est toujours terne des deux côtés. Pupille très-dilatée à gauche, moins à droite et irrégulière.

L'ulcération serpigineuse marginale de la cornée ne s'est pas sensiblement modifiée.

Cautérisation légère au fer rouge.

5. — Des traces de cicatrisation sont visibles sur les bords de l'ulcère ; le fond en paraît plus transparent.

7. — La cicatrisation continue ; l'ulcération est réduite de moitié environ. Scarification des granulations.

10. — La cicatrisation de l'ulcère est complète ; son siége est occupé par un léger leucome qui ne gêne en rien la vision ; l'iris est un peu moins terne. La conjonctivite bulbaire et les granulations sont en voie d'amélioration.

Observation X

(N° 527 de la clinique)

Ulcération serpigineuse de la cornéo

Bouladon (Pierre), cultivateur, soixante-sept ans, vient à la clinique le 7 février 1888 pour son œil droit, dont la vision est troublée.

Antécédents nuls.

La maladie actuelle remonte à un mois. Photophobie, larmoiement, douleur à la région frontale. N'a pas encore été traité.

O G normal. O D. Infiltration de la cornée. *Ulcère serpigineux* à la partie supéro-interne. Chambre antérieure trouble, diffuse.

La pupille est à peu près régulière. Pas d'épiphora. La conjonctive bulbaire est infiltrée; la conjonctive palpébrale est à peu près normale, sauf à la région meibomienne.

Traitement. — Lavage boriqué. *Cautérisation ignée.* Compresses chaudes.

11. — Grande amélioration pour la conjonctive; l'ulcération est en voie de cicatrisation. Nouvelle cautérisation sur un point qui est resté grisâtre et légèrement pulpeux. Compresses chaudes boriquées; lavages.

14. — L'ulcération est presque cicatrisée. A l'éclairage oblique, on ne voit qu'une légère dépression irrégulière, qui persiste encore.

16. — Cicatrisation définitive et complète. Leucome assez épais, mais qui ne gêne pas la vision.

Observation XI

(N° 823 de la clinique)

Ulcère à hypopyon (OG)

Ricard (Marguerite), cinquante-six ans, vient à la clinique le 3 mai 1888 pour ses deux yeux, surtout pour le gauche.

Rien à signaler au sujet des antécédents.

La maladie actuelle O G remonte à huit jours.

Cette personne a été atteinte dans l'œil par un morceau de sarment. Rougeur et gonflement énorme; larmoiement; photophobie; douleurs périorbitaires violentes. Vision presque nulle.

O D. Larmoiement, un peu de photophobie.

Etat actuel. — O G. Bord palpébral rouge; conjonctive palpébrale un peu vascularisée. La conjonctive bulbaire présente un bourrelet

5

chémotique plus marqué à la partie inférieure. *Point ulcéré* et purulent de la partie supérieure de la cornée. Hypopyon peu avancé. Chambre antérieure louche. Iris peu ou pas contractile. Pupille petite et irrégulière.

V O G $= {}^1/_{100}$. Tension normale.

O D. Rougeur légère de la conjonctive palpébrale.

Traitement. — Lavages boriqués; cocaïne; compresses chaudes boriquées, toute la journée. *Cautérisation au fer rouge* du point ulcéré.

5. — L'état inflammatoire des conjonctives s'est fortement modifié; l'ulcère s'est un peu détergé.

7. — L'ulcération est réduite à un coup d'ongle; la partie cicatrisée est occupée par un léger leucome.

9. — L'ulcère a disparu.

La conjonctive est en voie d'amélioration. On continue l'eau chaude et les lavages antiseptiques. Légère scarification du chémosis.

15. — Guérison complète.

Observation XII

(N° 834 de la clinique)

Large ulcère de la cornée

Planchon (Marguerite), soixante-deux ans, vient à la clinique, le 3 mars 1888 pour son œil droit, et surtout pour le gauche.

Antécédents héréditaires et généraux nuls.

Antécédents oculaires : yeux malades depuis environ vingt ans.

La malade souffre davantage de son œil droit depuis environ un mois. Rougeur, cuisson, larmoiement, photophobie.

Douleurs de tête, à la région périorbitaire. Vue obscurcie comme par des nuages.

S'est soignée avec de l'eau de plantain (?)

État actuel. — O G. Blépharo-conjonctivite trachomateuse; épiphora.

O D. Même état. Blépharo-conjonctivite ancienne granuleuse ; épiphora.

Ulcère de la cornée, hernie de l'iris.

Traitement. — *Cautérisation au fer rouge* de l'ulcère.

Cocaïne, scarification des granulations.

4. — Grattage vigoureux des granulations au cristal de sulfate de cuivre taillé en couteau. L'ulcère est légèrement modifié.

5. — Nouvelle cautérisation.

7. — L'ulcération est moins grisâtre.

10. — Cicatrisation de l'ulcération sur deux points. On continue le traitement des granulations.

15. — L'ulcère a disparu et se trouve remplacé par un leucome assez épais.

Observation XIII

(N° 862 de la clinique)

Ulcération centrale cornéenne (O D)

Tailhac (Albert), trente-cinq ans, tonnelier, se présente à la consultation, le 12 mai 1888.

Rien à signaler dans les antécédents.

La maladie actuelle remonte à l'âge d'un an.

OG. Paupières très-rouges, larmoiement, cuisson, photophobie, vue un peu trouble.

OD. Mêmes phénomènes. De plus le malade a reçu, il y a huit jours, un éclat de bois sur la paupière supérieure et peut-être sur la partie centrale de la cornée. De vives douleurs se sont alors fait sentir : cuisson, larmoiement, photophobie.

Quelques douleurs de tête du côté gauche. S'est traité par un vésicatoire, pommades, etc.

État actuel. — *Ulcération centrale* blanchâtre de la cornée OD.

Traitement. — *Cautérisation au fer rouge,* compresses chaudes boriquées toute la journée.

15.— Amélioration très-marquée. Les compresses chaudes sont continuées.

Le malade revient le 21 mai ; l'ulcère est guéri, remplacé par un leucome peu épais.

Observation XIV

(N° 475 de la clinique)

Ulcère à hypopyon (O. G)

Payet (Marie), trois ans, est présentée à la clinique le 19 janvier 1888.

Pas d'antécédents héréditaires généraux ni oculaires.

La maladie a débuté, il y a quatre mois, à l'œil gauche, par de la rougeur, des croûtes autour de l'œil qui ont persisté pendant un mois. Depuis une douzaine de jours, inflammation de l'œil très-vive et accompagnée de blépharospasme qui a duré huit jours environ.

O D normal.

18 janvier. — État actuel. — O G. *Ulcère,* infiltration étendue de la cornée, partie inférieure. *Hypopyon* assez étendu. Après chloroformisation, cautérisation au fer rouge.

19. — Hypopyon moindre.

24. — *Nouvelle cautérisation ignée.*

4 février. — L'ulcération est en voie de cicatrisation. L'hypopyon a disparu.

Pas d'ouverture de la chambre antérieure.

Pas d'atrésie pupillaire.

9. — Cicatrisation définitive de l'ulcère. Il subsiste un léger leucome.

Observation XV

(N° 750 de la clinique)

Ulcération kératique avec hypopyon

Brau (Pierre), cinquante-sept ans, cultivateur, vient à la clinique pour son œil droit, le 17 avril 1888.

Rien à signaler dans les antécédents.

La maladie actuelle remonte à treize jours. Larmoiement, douleurs périorbitaires violentes. La cornée est blanchâtre. Bientôt les douleurs augmentent ; larmoiement, photophobie.

Vision quantitative.

Le malade s'est traité par des cataplasmes de riz, à l'eau de mauve, au lait (?).

État actuel. — O D normal, cercle périkératique. Début de ptérygion interne.

O G présente de la rougeur conjonctivale très-marquée. *Ulcération centrale infiltrée.* Louche diffus de la cornée. Hypopyon. Iris légèrement décoloré, pupille régulière.

Traitement.— Lavages antiseptiques de la cornée, des conjonctives et des voies lacrymales ; compresses boriquées chaudes, collyre au sublimé.

Entrée à l'hôpital le 20 avril.

21.— Fer rouge, compresses chaudes.

25.— L'hypopyon ne paraissant pas diminué, on pratique la paracentèse au niveau de la collection purulente. Issue d'une certaine quantité de pus. Lavage intra-oculaire. Fer rouge, compresses chaudes.

29.— Un peu de sphacèle de la cornée.

Lavages, collyre au sublimé.

1er mai. — Nouvelle cautérisation au fer rouge sur les points infiltrés et purulents.

19.— Le malade quitte l'hôpital.

La cornée n'est plus du tout purulente. Il reste des opacités assez étendues.

Observation XVI

Ulcère de la cornée avec hypopyon

Gelly (François), trente-neuf ans, chauffeur. Très-bonne santé habituelle. Pas de lésions oculaires antérieures.

Il y a douze jours, l'œil gauche devint rouge et douloureux. Le malade dit n'avoir pas reçu de coup ni de corps étrangers dans l'œil.

Collyre au sulfate de zinc. Douleurs notables ; le mal empire. Le malade se présente alors à la clinique (1ᵉʳ juillet 1888).

État actuel. — O G très-injecté. Paupières peu œdématiées et un peu contractées. *Cornée dépolie et infiltrée de pus.* On constate un *hypopyon* qui occupe le tiers inférieur de la chambre antérieure. Lavage à l'acide borique et au biiodure. On pratique la paracentèse. Le pus, très-concret, ne s'écoule pas, et doit être retiré comme une petite fausse membrane avec des pinces à cupules.

Ésérine et bandage compressif. Pédiluve révulsif.

2. — Amélioration marquée ; l'infiltration existe encore, mais l'hypopyon n'a pas reparu. La chambre antérieure est refermée ; nouvelle kératotomie. Les douleurs ont beaucoup diminué.

3. — Amélioration considérable, pas de douleur. L'infiltration cornéenne ne s'est pas étendue.

Ésérine, bandage compressif. La cornée est encore louche, l'iris paresseux et terne.

4. — Même état, on distingue une traînée blanche sur le bord marginal gauche. On dirait une zone d'infiltration.

5. — Il s'est formé une cicatrice au niveau de la plaie cornéenne.

7. — Nouvelle paracentèse avec le couteau lancéolaire ; ésérine ; pas de douleurs ; lavage.

9. — *Cautérisation au fer rouge* de la zone d'infiltration inférieure et externe de la cornée et de la conjonctive.

10. — Amélioration : l'infiltration inférieure s'est éclaircie, la marginale n'a pas progressé. Pas de douleurs. Ésérine.

12. — Atropine.

13. — Pas de dilatation pupillaire (le myosis était d'ailleurs peu marqué les jours précédents, probablement à cause du peu d'absorption de la cornée, étant donnée son infiltration). Ésérine.

17. — Atropine : dilatation inégale de la pupille ; synéchies.

18. — Atropine : dilatation encore irrégulière ; les synéchies semblent avoir cédé en certains points.

22. — Le malade sort. Acuité visuelle : OD $= ^1/_3$; OG $= ^1/_{40}$.

29. — Le malade revient. Un leucome épais, surtout en bas, couvre la pupille presque entièrement.

Observation XVII

(N° 467 de la clinique)

Abcès et ulcère de la cornée

Brunel (Jean), cinquante-deux ans, homme de peine, se présente le 12 janvier 1888 à la clinique.

Pas d'antécédents généraux ou oculaires héréditaires. Il y a trois ans, la vue diminua progressivement dans O G.

Vers le 25 décembre, des douleurs sus-orbitaires très-vives se manifestèrent. Il se produisit du larmoiement et O G fut atteint de perte complète de la vision en quelques jours.

État actuel.— O G. *Abcès* de la moitié inférieure de la cornée, qui a permis à la chambre antérieure de se vider. V O G $=$ O.

12.— Traitement.— *Cautérisation au fer rouge*. Sous l'influence des lavages préparatoires, la chambre antérieure s'est vidée de nouveau.

20. — Cicatrisation complète. Vaste leucome adhérent.

24. — Ésérine.

25. — Atropine.

1ᵉʳ février. — On crée une pupille artificielle en haut.

2. — Quelques douleurs.

3. — Plus de douleurs. Pansement ésérine.

4. — La chambre antérieure se reforme. Le malade distingue les doigts.

6. — La pupille est libre de toute adhérence ; elle est absolument noire, limitée en haut par le limbe cornéen, en bas par le leucome. Compte les doigts à plus d'un mètre.

Exeat le 20 février.

V O G = $^1/_{20}$; V O D = $^1/_{10}$.

Observation XVIII

Ulcère à hypopyon (Sœmisch)

Bon... (Auguste), quarante-quatre ans, propriétaire, se présente à la clinique le 26 août 1888.

Antécédents personnels généraux : rhumatisme.

Il y a à peu près trois ans, l'œil gauche devint rouge ; il se forma, dit le malade, une tache sur la cornée qui disparut au bout de quelques jours par l'application suivie d'un collyre.

Maladie actuelle. — Il y a quinze ans environ, l'œil devint rouge de nouveau. On se trouve aujourd'hui en présence d'un *ulcère à hypopyon* considérable. La chambre antérieure est remplie de pus. On pratique l'opération de Sœmisch.

27 août. — On touche au fer rouge les deux parties de l'ulcère divisé. La chambre antérieure est ouverte de nouveau en écartant les bords de la plaie. Il s'écoule un peu de liquide muco-purulent.

28. — La cicatrisation est en bonne voie ; le pus ne s'est plus reformé dans la chambre antérieure. Antisepsie ; atropine.

1er septembre. — Guérison complète. Leucome assez épais, empiétant légèrement sur la pupille.

Observation XIX

(N° 578 de la clinique)

Large ulcère de la cornée

Ber... (Urbain), vingt-quatre ans, tailleur de pierres, vient à la clinique pour son œil droit, le 28 février 1888.

Pas d'antécédents à signaler.

La maladie actuelle remonte à un mois. Douleur subite dans la nuit; sensation de gravier; inflammation vive. Grand mal de tête; se traite avec de l'eau sédative. Un peu de larmoiement; pas de photophobie. Le malade s'applique des sangsues et un vésicatoire au bras.

Etat actuel. — O D normal.

O G. Congestion intense de la conjonctive palpébrale. Cercle péri-kératique; pannus commençant à la partie supérieure.

Ulcération large et centrale de la cornée. Hypopyon. Iris décoloré; pupille irrégulière, obstruée par une masse purulente.

Quelques douleurs périorbitaires.

Vision quantitative.

28 février. — L'opération de Sœmisch est pratiquée; issue brusque du pus et de l'humeur aqueuse. Cautérisation au fer rouge des bords de la plaie.

29. — Réouverture de la plaie cornéenne; lavage antiseptique de la chambre antérieure.

8 mars. — Guérison définitive. Leucome assez épais, occupant la presque totalité du champ pupillaire. Iris partiellement adhérent.

---

§ 6. — CONCLUSIONS

I. — Le traitement antiseptique des ulcères infectieux donne ordi-nairement d'excellents résultats.

Ce traitement comprend l'antisepsie générale de l'œil et de ses an-nexes (conjonctive, voies lacrymales), ainsi que l'antisepsie spéciale de la cornée et, le cas échéant, de la chambre antérieure.

II. — La détersion antiseptique répétée des conjonctives, des voies lacrymales, les instillations de sublimé, sont ordinairement insuffisantes dans les ulcères infectieux; il faut mettre en œuvre des modificateurs directs de la lésion cornéenne, et surtout le fer rouge et la paracentèse.

III. — On doit pratiquer cette cautérisation dans les cas d'ulcères de la cornée chez lesquels la coloration grisâtre ou jaunâtre, l'aspect pulpeux, la marche envahissante rapide ou la présence d'un hypopyon, dénotent un caractère nettement infectieux.

IV. — La cautérisation ignée est généralement efficace dans les ulcères infectieux au début, alors même qu'il existe un hypopyon plus ou moins considérable et quand l'ulcération n'est pas trop profonde.

V. — On doit pratiquer simplement la cautérisation ignée dans les ulcères à hypopyon quand la perforation n'est pas imminente, quand l'exsudat n'est pas trop abondant et quand la tension intra-oculaire n'est pas trop considérable.

VI. —La paracentèse simple, périphérique, s'adresse surtout à l'insuffisance de nutrition de la cornée ou à la menace de rupture d'un ulcère central causées par l'augmentation de la tension oculaire.

VII. — Lorsque la rupture cornéenne est menaçante ou l'importance de l'hypopyon excessive, on doit faire la paracentèse transulcéreuse ou opération de Sœmisch.

VIII. — Dans ces conditions, le Sœmisch doit être complété par la cautérisation ignée des bords de l'ulcère et l'antisepsie de la chambre antérieure.

INDEX BIBLIOGRAPHIQUE

Janssen. — Mémoire à l'Académie des sciences, 23 juillet 1830.

Velpeau. — Dictionnaire en trente volumes, article *Cornée*, 1832.

Sœmisch. — Handbuch der gesammten Augenheilkunde, 1861.

Ivanoff. — Klinische Beobachtunger, 1861.

Castorani. — Annales d'oculistique, t. LVIII, p. 175, 1867.

Sœmisch. — Das Ulcus Corneæ serpens : eine klinische Studie, 1869.

Stellag von Carion. — Handbuch, pp. 92 à 100, 1870.

Ed. Meyer et Montméja. — Traité des opérations qui se pratiquent sur l'œil, 1871.

Galezowski. — Traité des maladies des yeux, 1872.

Martinache. — Ulcer of the cornea by actual cautery. (Western Lancet, octobre 1873.)

Eberth (de Zurich). — Die diphterische Processe Centralblatt, n° 8, 1873.

Leber. — Ueber die Ürsachen der Hypopyon Keratitis. (Arch. f. Opht., t. XIX, 1873.)

Stromeyer. — Centralblatt, n°ˢ 42, 43, 1873.

Martinache. — Ulcer of cornea by actual cautery. (Soc. med. San-Francisco, octobre 1873.)

Gayet. — Bulletin de la Société de chirurgie, p. 79, 24 janvier 1877.

Martinache. — Annales d'oculistique, novembre et décembre 1877.

Passerat. — Contrib. à l'étude de la cautérisation ignée de la cornée. (Thèse de Paris, 1877.)

Gayet. — Dictionnaire encyclop. des sciences méd., art. *Cornée*, 1878.

Panas. — Leçons sur les kératites, 1878.

Klug. — Arch. f. Anatomie .u. Phys., 1878.

De Wecker. — Thérapeutique oculaire, 1879.

Weber et Masselon. — Thérapeutique oculaire, 1879.

Berry. — Edinb. med. Journal, novembre 1879.

Coursserant. — Journal des connaissances médicales, 1879.

Montpellier médical. — Cautérisation ignée de la cornée, t. XLII, p. 576, 1879.

Del Toro. — Cautérisation ignée de la cornée.

König et Leber. — Berlin. Klin. Wort, juin 1879.

De Wecker et Landolt. — Traité complet d'ophtalmologie, 1880-85.

Lavallée. — De la Cautérisation ignée en thérapeutique oculaire. (Thèse de Paris, 1881.)

Fuchs. — Die Anwendung des Glüheisens.

— Communication à la Société des médecins de Vienne, n° 22, p. 622, 11 février 1881.

Delord. — Contrib. à l'étude de la cautérisation ignée de la cornée. (Thèse de Montpellier, n° 2, 1882.)

Carré. — De la Cautérisation ignée de la cornée et de ses indications. (Gaz. d'opht., 1882.)

Guaita. — Andaluccia medica, VIII, n° 9, 30 septembre, p. 201, 1884.

Guaita et Rampoldi. — Arch. d'opht., t. III, p. 555, 1884.

Poulet et Bousquet. — Traité de pathologie externe, 1885.

Berry. — On the non operation treatment of the serpiginos hypopyon corneal ulcer. (Ophtal. Revue, III, n° 38, p. 357, 1886.)

Eversbuch. — Ueber die Anwendung des thermocauteri bei destructiven Hornant processen.

— Klin. monatsb. f. Augenh., XXIV, p. 85, 1886.

Pfluger. — Behandlung tiefer Hornant geschwure besonders des Ulcus serpens und einigen Formen von Hypopyon Keratitis.

— Corresp. Blatt. f. Schweizer aerzte, XVI, n° 6, 1886.

Thoumas. — Ulcère à hypopyon : traitement antiseptique. (Thèse de Paris, n° 214, 1885-86.)

Maufrais. — De Quelques Emplois du fer rouge en oculistique. (Thèse de Paris, 1887.)

Fromond. — Du Traitement par le feu de certaines affections de la cornée. (Thèse de Paris, 1887.)

Verdese (de Gênes). — Contrib. à l'étude de l'anat. de l'ulcus serpens. (Arch. d'opht., p. 539, 1887.)

Castagné. — De l'Emploi du fer rouge dans quelques affections de la cornée. (Thèse de Montpellier, 1888.)

TABLE DES MATIERES

Pages

Introduction... v

Division.. vi

CHAPITRE Ier. — Considérations cliniques sur les ulcères infectieux. 7

     a) Description.. 7

     b) Marche... 11

     c) Anatomie pathologique...................... 14

     d) Terminaison............................... 15

CHAPITRE II. — Nature... 17

CHAPITRE III. — Traitement 21

     a) Historique................................ 21

     b) Moyens médicaux........................... 21

     c) Moyens chirurgicaux. 22

  § 1. — *Paracentèse.........* 23

     a) Paracentèse simple........................ 23

     b) Paracentèse transulcéreuse............... 23

  § 2. — *Fer rouge........................* 24

  § 3. — Indications et contre-indications du fer rouge et
du Sœmisch... 25

  § 4. — Considérations opératoires.................... 28

  § 5. — Observations................................. 28

  § 6. — Conclusions................................. 45

Index bibliographique.. 47